PUBLICATIONS DU *PROGRÈS MÉDICAL*

QUELQUES RÉFLEXIONS

SUR LES

SÉRUMS EN THÉRAPEUTIQUE

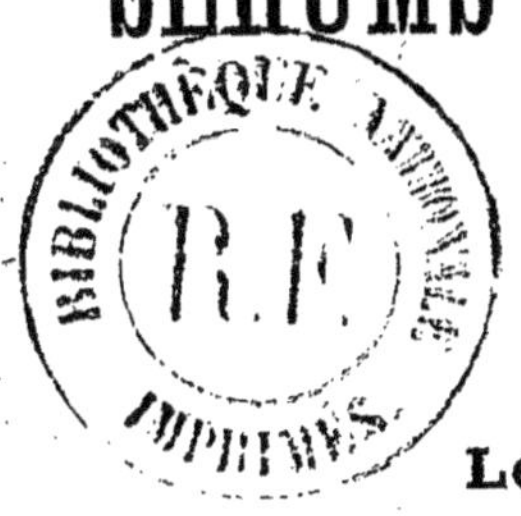

PAR

Le Dr Paul COUDRAY

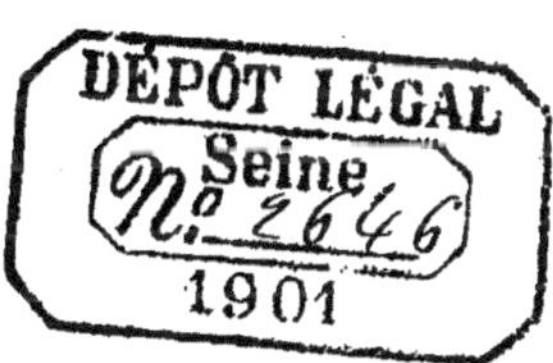

PARIS

AUX BUREAUX DU
PROGRÈS MÉDICAL
14, rue des Carmes, 14

FÉLIX ALCAN
ÉDITEUR
108, boulevard Saint-Germain, 108

1901

QUELQUES RÉFLEXIONS

SUR LES

SÉRUMS EN THÉRAPEUTIQUE[1]

La question des sérums en thérapeutique, présentée dans la réunion plénière des trois sociétés le 7 mars dernier, par les rapports de MM. Vidal, Gillet et Hallion, est tellement vaste qu'elle n'a pu être qu'effleurée dans la discussion. Je voudrais seulement dire un mot sur les sérums artificiels dans le traitement des infections chirurgicales graves et sur la sérothérapie du tétanos.

I. Comme l'a indiqué Hallion dans le rapport qu'il a traité avec tant de compétence, les injections du sérum artificiel ordinaire, renfermant 7/1000 de chlorure de sodium, sont entrées depuis un certain temps dans la pratique courante pour le traitement des septicémies chirurgicales. Cela est vrai, mais comme cette pratique ne remonte pas à un grand nombre d'années, on ne saurait trop insister sur les avantages qu'elle présente, de manière à la faire connaître davantage.

Autrefois les phlegmons diffus des membres, les fractures compliquées et autres infections causaient beaucoup de morts ; aujourd'hui encore, un certain nombre de malades succombent à ces septicémies dont le pronostic a cependant été très amélioré par l'antisepsie.

Ce pronostic est devenu moins sombre aussi depuis l'emploi du sérum dans ces états septiques. Je ne parle pas ici du sérum antistreptococcique qui paraît plus dangereux qu'utile, mais du sérum artificiel.

---

(1) Communication à la Société de Médecine de Paris, *Progrès Médical*, n° 19, 1901.

De même que la plupart des chirurgiens, j'attache une extrême importance à l'emploi de ce sérum dans les grandes infections, dès que la température s'élevant au-dessus de 39°, on voit bientôt survenir les signes de détresse du cœur : faiblesse, grande fréquence et irrégularité du pouls. Dans ces conditions, d'autres moyens que le sérum rendent des services, la caféine en particulier, mais je crois que le sérum a une action plus puissante, plus persistante et que cette action s'exerce non seulement sur le tonus circulatoire, mais encore sur la nutrition, sans parler du lavage du sang que M. Hallion a combattu dans une large mesure, sans toutefois l'écarter.

Je me contenterai de citer deux cas relativement récents de ma pratique, dans lesquels le sérum artificiel me semble avoir donné un appui précieux à la chirurgie conservatrice.

Dans le premier cas, il s'agissait d'un homme adulte, jeune, que j'ai vu il y a deux ans avec le Dr Leroy, et qui, à la suite d'une fracture de jambe par écrasement, fut pris dès le deuxième jour d'un état septicémique grave ayant sans doute pour origine les parties molles. Grâce à de larges débridements au thermocautère, les accidents s'amendèrent momentanément pour devenir bientôt plus graves par le fait de l'ostéomyélite du tibia, puis des suppurations diffuses dans toute la jambe. La température s'élevait chaque soir à 39°,5, et parfois 40° ; le matin elle était au voisinage de 37°. Malgré tous les débridements au thermocautère, la situation resta redoutable pendant trois semaines, et il fut à plusieurs reprises question d'amputer la cuisse. M. Lannelongue, appelé en consultation, déconseilla cette intervention. Quoi qu'il en soit, aux moments les plus sombres, le pouls faiblissant et le malade se trouvant affaissé, on fit à quelques jours d'intervalle trois injections de sérum artificiel de 500 grammes. A la suite de chaque injection, le pouls devint meilleur et le malade se sentit réconforté ; bref il est guéri et dans des conditions si satisfaisantes qu'il donne un bal aujourd'hui même, et où il figurera honorablement, j'en suis certain. J'ai observé

le second cas récemment avec notre distingué collègue, le
Dr Cayla (de Neuilly). Il s'agit d'une fillette de 10 ans, qui,
à la suite d'une opération complexe sur un pied autrefois
atteint d'une abondante suppuration, avec persistance
d'altérations osseuses fermées, fut atteinte au bout de cinq
à six jours d'une septicémie, qui bientôt prit un caractère
alarmant ; pouls très petit, presque imperceptible, irrégu-
lier et extrêmement fréquent : 140 à 150, température 39°,5
et 40° le soir, 37 à 37°,5 le matin ; comme dans le cas pré-
cédent, il fut question très sérieusement d'amputation.
Fort heureusement les débridements au thermocautère et
les injections de sérum modifièrent très vite la situation.
Pendant sept jours consécutifs, on fit des injections
de sérum artificiel de 200 à 250 grammes, et il est très
évident que ces injections ont eu une grande part dans la
rapide transformation de cet état, qui fut réellement très
grave.

Dans le traitement de l'*appendicite*, le sérum joue aussi
un rôle très important. Sur plusieurs malades, j'ai vérifié le
bien fondé de l'opinion de Jalaguier, qui plus qu'aucun
autre, a insisté sur le sérum dans cette maladie. Non seulement le sérum agit contre l'infection, mais son emploi,
répété tous les deux jours par exemple plus ou moins régu-
lièrement, à la dose de 150 à 300 grammes, permet aux
malades de supporter pendant fort longtemps une diète
presque absolue, sans être épuisés. On peut *souvent*,
grâce à ce moyen, joint au traitement classique par la
glace et l'opium, gagner du temps et arriver à opérer les
malades à froid. Tout le monde est, je crois, d'accord sur
ces faits. J'arrive à *la sérothérapie antitoxique dans le
tétanos*.

Là règne une grande incertitude. Je comprends fort
bien qu'en présence des résultats le plus souvent mauvais,
fournis par la sérothérapie dans le tétanos confirmé, et
qu'en l'absence d'indications très précises à l'emploi de la
sérothérapie préventive, M. Edmond Vidal soit resté, dans
son rapport, sur une grande réserve, une réserve défavo-

rable. Je ne crois pas que l'analyse des observations publiées autorise un pessimisme aussi accusé.

Je n'accepte pas, d'une manière complète, les conclusions par lesquelles notre confrère limite les indications du *sérum préventif*, ainsi qu'il suit : « Il vaut mieux, dans la pratique courante, n'employer le sérum antitétanique que si plusieurs accidents, se produisant à quelques jours d'intervalle, en un même lieu, chantier ou écurie, l'un des blessés présente des accidents tétaniques ».

Il faut, à mon avis, élargir cette formule en faisant intervenir parmi les indications de sérothérapie préventive, l'existence antérieure, même à une date reculée, du tétanos humain ou équin dans l'endroit où le blessé a reçu une plaie l'exposant au tétanos, plaie souillée par la terre, la boue, le fumier.

On sait, en effet, depuis longtemps, qu'il y a des régions et des localités où le tétanos sévit fréquemment. On connaît les faits cités à la Société de Chirurgie en 1885 par Larger, qui observa cinq cas de tétanos humain en dix-huit mois, dans le village de Carrières-sur-Poissy. Thiriar (de Bruxelles) a signalé, au Congrès français de Chirurgie, en 1886, une série de *huit* cas de tétanos survenus dans l'espace d'un an et demi, dans un petit pays aux environs de Waterloo. Dans un récent et intéressant travail (*Année médicale de Caen*, 15 février 1901) et *Bulletin médical*, M. Barette (de Caen) a signalé plusieurs localités, aux environs de Caen, comme étant des foyers de tétanos humain et animal. Il ne cite pas moins de cinq de ces localités, et les médecins de la région ont l'heureuse intention, par la publication de leurs faits, de dresser une carte des foyers notoirement tétanigènes du département.

A Paris, il est manifeste que la fréquence du tétanos est bien moindre que dans la région en question où l'industrie chevaline tient une place si considérable. Néanmoins il s'y produit encore quelques cas de tétanos et l'on connaît aux portes de Paris, sinon dans Paris même, des foyers à tétanos. M. Reclus n'a-t-il vu, à la Pitié, plusieurs tétaniques venant des bords de la Bièvre, presque dans Paris? De même, M. Bazy n'a-t-il pas soigné à Bicêtre plusieurs cas de tétanos provenant d'une localité voisine. Il serait très intéressant que chaque chirurgien fît connaître le lieu d'origine des blessures chez les tétaniques; on pourrait ainsi, à l'exemple des médecins des environs de Caen, dresser une carte des foyers tétanigènes, qui servirait de guide aux praticiens, leur fournissant une indication du sérum préventif.

Même à défaut de cela, on peut parfois se renseigner et savoir si, dans un chantier, une ferme, un dépôt de chevaux, une usine, il s'est produit quelques cas de tétanos humain ou équin, même à une époque éloignée. Dans la négative, je crois, sans en être sûr, qu'on peut s'abstenir de faire usage du sérum préventif. Ainsi, depuis quelques années, j'ai vu un certain nombre de sujets blessés par des machines, dans une usine avec chantiers situés dans l'intérieur de Paris. La plupart du temps, il s'agissait de plaies multiples des doigts, fréquemment avec ouverture des articulations.

Dans aucun cas, je n'ai fait d'injection de sérum préventif, parce que je savais que depuis plus de vingt ans aucun cas de tétanos ne s'était montré dans cette usine, soit sur l'homme, soit sur les chevaux, dont un certain nombre y avaient été castrés. Mais dans des conditions opposées, et si un seul cas de tétanos s'était produit, même dix ans auparavant, j'aurais utilisé chez les blessés en question les injections de sérum préventif.

Résultats de l'emploi du sérum préventif. — Il est difficile, à l'heure actuelle, d'être fixé ou même d'être renseigné sur l'efficacité de la sérothérapie préventive chez l'homme parce que cette pratique est de date trop récente et qu'elle est encore trop peu répandue.

Aussi devons-nous nous reporter à la médecine vétérinaire si nous voulons avoir des documents précis sur cette question; d'ailleurs, bien que le cheval contracte beaucoup plus facilement le tétanos que l'homme, les résultats qui ont été signalés par les médecins d'animaux ne peuvent nous être indifférents.

Dans la réunion plénière des trois Sociétés, deux vétérinaires, MM. Meuveux et Cagny, se basant sur un certain nombre d'opérations, qui parfois sont suivies de tétanos chez le cheval, ont noté qu'aucun des animaux soumis aux injections préventives de sérum ne fut atteint de tétanos.

Ces statistiques isolées fournissent un nouvel appoint à la grande statistique présentée par M. Nocard à l'Académie de Médecine dans la séance du 27 juillet 1897. Sur 2.707 opérations faites sur des chevaux, avec injections préventives, un seul cas de tétanos survint chez un cheval qui avait reçu l'injection cinq jours après son opération ; encore ce tétanos fût-il bénin. Cependant tous les chevaux opérés étaient entourés d'animaux tétaniques, puisque pendant la période que durèrent ces expériences, les 63 correspondants de M. Nocard observèrent 259 cas de tétanos chez des animaux non traités par le sérum préventif.

Ces données sont aujourd'hui courantes en médecine vétérinaire et mon ancien collègue d'internat, Barette, dont je citerai encore le travail dans un instant, me disait récemment que, dans toute la région de Caen, la très grande majorité des vétérinaires emploient le sérum préventif dans leurs opérations, la castration en particulier, et que les très rares praticiens réfractaires à cette pratique avaient perdu leur clientèle, tellement les résultats du sérum préventif avaient été nets et évidents pour les cultivateurs et propriétaires de chevaux.

En ce qui concerne l'homme, je dirai que Bazy et Reclus ne sont pas les seuls à soutenir l'utilité des injections préventives pour toutes les plaies suspectes. Barette conseille la même pratique pour toutes les plaies contaminées par le sol et provenant de régions à tétanos. De même, M. Verdelet (*Journal de Médecine de Bordeaux*, 24 février 1901), dit employer depuis trois ans le serum préventif pour toutes les plaies souillées de terre, et qu'il n'a pas observé un seul cas de tétanos depuis qu'il a cette pratique. Il n'y aurait pas à faire de longues recherches pour trouver d'autres partisans de cette manière de voir.

Un mot maintenant de la sérothérapie dans *le tétanos confirmé*.

Se basant sur des expériences, M. Nocard a déclaré à l'Académie de Médecine en 1895 (séance du 22 octobre) que le sérum était impuissant contre le tétanos confirmé. Est-ce là une sentence sans appel? Les chirurgiens ne l'ont pas pensé puisqu'ils ont continué ou plutôt commencé à se servir du sérum antitétanique, soit en injections sous-cutanées, soit de préférence, depuis deux ou trois ans, en injections intra-cérébrales, suivant le procédé de Roux et Borrel.

Si l'on considère les résultats présentés à la Société de chirurgie en 1898 et 1899 par exemple, on constate une proportion inquiétante d'insuccès; cela est incontestable. Mais si l'on veut apprécier rigoureusement les faits, on voit que dans bien des cas on est intervenu très tard, presque sur des mourants.

Mais parmi ces faits quelques-uns cependant sont favorables et l'on a cité d'autre part également des observations positives. En voici quelques-unes:

Wehlin (de Clamart), Académie de Médecine (13 juillet, 1897), a guéri un cas de tétanos en injectant sous la peau à plusieurs reprises 120 c.c. de sérum au total.

Boinet (de Marseille), Société de Biologie, 1897, a eu un succès dans un cas de tétanos en commençant les injections seulement au bout de huit jours ; il fit successivement 10 injections de 10 c.c.

Quénu (*Presse médicale*, 1898), dans un cas observé avec Chauffard, a obtenu la guérison dans un cas où il pratiqua le quatrième jour une injection intra-cérébrale, après avoir fait la veille une injection sous-cutanée qui n'amena pas d'amélioration.

Garnier (*ibidem*), dans un cas très grave, fit quelques jours après le début des accidents, une injection intra-cérébrale de 15 c.c., et les jours suivants des injections sous-cutanées ; la guérison eut lieu.

G. Rambaud (*New-York médical journal*, 1898), analyse 12 cas de tétanos traités par les injections intra-cérébrales et il note 6 succès.

Forgue (Société de Chirurgie, 1898), signale une guérison après injection intra-cérébrale de 13 c.c.

Bousquet (Société de Chirurgie, 23 novembre 1898) a signalé un succès après avoir employé simultanément le chloral et les injections sous-cutanées.

Vilon (de Versailles) *ibidem*, a obtenu deux guérisons en intervenant dans les huit premières heures par des injections intra-cérébrales.

Barette (travail cité plus haut) a eu deux succès. Dans le premier cas, il avait employé le chloral et le bromure simultanément avec une injection cérébrale de 13 c.c. Dans le second, il employa le sérum seul par la voie cérébrale, faisant dans un hémisphère une injection de 8 c.c., et le lendemain, dans l'autre hémisphère, une injection de 10 c.c. chez un jeune enfant.

Peut-on arguer que tous ces cas — et il serait bien facile d'en relever d'autres dans la colossale bibliographie qui existe sur le sujet depuis quelques années — que tous ces cas, dis-je, ont guéri parce qu'ils étaient bénins. Ce serait là une supposition non fondée. Sans doute, quelques-uns ont pu être bénins, tel le cas de M. Boinet par exemple, qui a eu la chance de guérir son malade en commençant seulement les injections au bout de huit jours de maladie, mais encore n'est-ce là qu'une hypothèse.

Au résumé, même en tenant compte de ce fait qu'un certain nombre de cas de tétanos guérissent sans le sérum, il apparaît avec évidence, me semble-t-il, que l'emploi du sérum a amélioré le pronostic de cette redoutable affection. Quelques chirurgiens, Barette en particulier, ont indiqué *deux conditions* à remplir pour avoir le plus de chances de succès ; c'est l'intervention rapide par voie cérébrale et d'autre part l'emploi de doses relativement élevées et répétées.

C'est par ces indications pratiques, auxquelles je souscris, que je termine cette discussion :

1º Le sérum préventif sera utilisé dans toutes les plaies souillées par le sol ou le fumier, lorsque ces plaies se sont produites dans un lieu contaminé par le tétanos humain ou animal, actuellement ou antérieurement, même à une date reculée. Le sérum préventif est employé le plus tôt possible en injections sous-cutanées à la dose de 10 c.c. en moyenne ; suivant les cas, il sera bon de les répéter plusieurs jours de suite ;

2º Dans le tétanos confirmé, il y a lieu d'intervenir dès l'apparition des premiers symptômes, par voie cérébrale. L'anesthésie locale est suffisante pour la petite trépanation. On fera une première injection de 6 à 8 c.c. chez les enfants, de 10 c.c. chez les adultes, et au cas où les symptômes ne s'amendent pas, on pratiquera le lendemain ou le surlendemain dans l'autre hémisphère une seconde injection de 10 c.c. Dans la suite, il y aura souvent utilité à continuer le sérum en injections sous-cutanées.

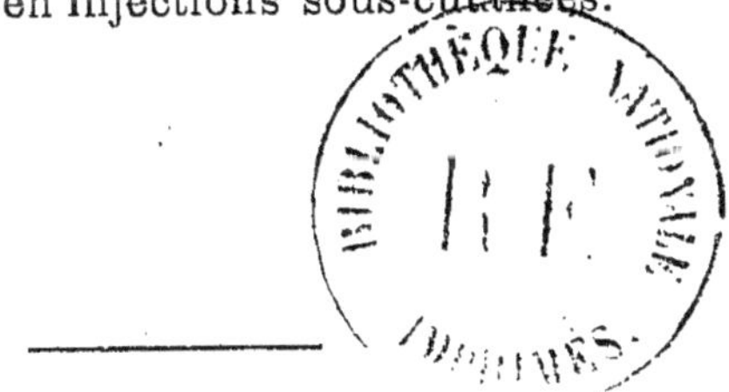

---

www.ingramcontent.com/pod-product-compliance
Lightning Source LLC
LaVergne TN
LVHW021111050726
842519LV00005B/1942